1.re DIVISION.

BUREAU D'INSTRUCTION PUBLIQUE.

2.e SÉRIE.
N.º

On est invité à mettre en tête de la réponse le nom du bureau & le n.º de cette lettre.

CIRCULAIRE.

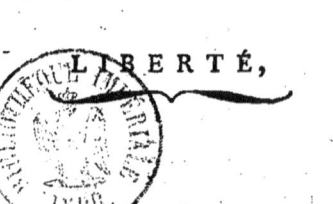 LIBERTÉ, 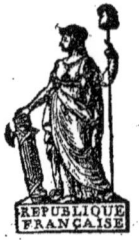 ÉGALITÉ.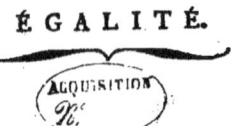

Toulouse, le 9 Prairial, an 9 de la République.

LE PRÉFET du Département de la Haute-Garonne,

Aux Sous-préfets et Maires des Communes de ce Département.

LA découverte de la vaccine, Citoyens, doit préserver l'humanité d'un de ses plus terribles fléaux, de la petite vérole, cette maladie cruelle qui emporte ou défigure annuellement un grand nombre d'individus. La vaccine une fois popularisée, si l'on peut se servir de cette expression, on n'aura plus à craindre ces ravages.

L'expérience a déjà démontré que la vaccine n'était pas une maladie : aucun accident n'est encore arrivé aux vaccinés qui ont été traités avec soin. Ce n'est cependant qu'en multipliant le nombre des expériences que l'on pourra et s'assurer de la bonté de ce préservatif, et y accoutumer les classes peu éclairées des citoyens. Ces classes estimables, plus exposées que les autres à la contagion, ont moins de facilités pour se soigner, et cependant sont celles qui repoussent le plus les découvertes nouvelles, tant le préjugé et l'habitude ont d'empire sur elles.

J'ai pensé que les administrateurs, secondés par les commissions de bienfaisance et par les officiers de santé, pourraient atteindre le double but d'étendre les progrès de la vaccination, et de confirmer la bonté de cette découverte. Je vous adresse en conséquence un ouvrage sur la vaccine, publié par le citoyen Tarbés, officier de santé recommandable de cette ville. Cet ouvrage mettra tous ses collégues en état de vacciner eux-mêmes avec succès. Je vous invite à donner tous vos soins pour que cette méthode se répande : c'est un service important à rendre à vos administrés, et je ne doute pas du zèle que vous apporterez à me seconder. Le citoyen Tarbés se fera un plaisir d'envoyer du virus vaccin à tous ceux de ses confrères qui lui en demanderont.

Mais le but que je vous propose ne serait pas entièrement rempli, si les nombreuses expériences que vous allez faire ne servaient pas à l'avancement de l'art, et à assurer le succès de cette découverte par le résultat d'un très-grand nombre de vaccinations. Je vous adresse en conséquence un modèle de tableau à remplir tous les mois par les officiers de santé qui ont vacciné ou qui vaccineront ; vous les inviterez à vous le remettre pour me le faire passer ; vous les inviterez sur-tout à remplir avec soin la colonne des observations. Je vous prie aussi de me transmettre vos observations particulières et celles des commissaires des hospices sur le traitement des vaccinés et sur les effets de la vaccine. Il est superflu de vous dire que nous devons sur-tout éloigner de nous toute espèce de prévention, recueillir soigneusement tous les faits certains dont nous aurons connaissance, observer long-temps après la vaccination l'état de la santé des vaccinés, et chercher à nous assurer si les maladies et accidens qu'ils pourraient éprouver, sont l'effet du virus vaccin ou de causes étrangères.

Je vous salue.

J. E. RICHARD.

TABLEAU A REMPLIR par des ...ers de santé, depuis le 1.er Frimaire jusqu'au 1.er T... lor an IX.

COMMUNE DE	Noms et Prénoms de ceux qui ont été vaccinés ou qui ont eu la petite vérole.	LEUR AGE.	Vaccinés ou Inoculés de la petite vérole, par médecin ou chirurgien.	Date de la vaccination et de l'éruption de la petite vérole.	Petite Vérole en même te[mps] que la vaccin[e]	[PET]ITE VÉROLE [IN]OCULÉE, SEULE.	MORTS DE LA Petite Vérole	MORTS DE LA Vaccine.	Petite Vérole survenue après la guérison de la vaccine.	OBSERVATIONS PARTICULIÈRES sur la petite vérole et sur la vaccine.

PRÉFECTURE DE LA HAUTE-GARONNE.
CINQUIÈME ARRONDISSEMENT.

LISTE
DES OFFICIERS DE SANTÉ
CORRESPONDANS DU COMITÉ DE VACCINE
DU Ve ARRONDISSEMENT DU DÉPARTEMENT DE LA HAUTE-GARONNE,
ÉTABLI A SAINT-GAUDENS.

Du 11 Thermidor an 12.

CANTON DE St-BERTRAND.

M. LATOUR, chirurg. à St.-Bertrand.

CANTON D'ASPECT.

M. COURET, chirurgien à Soueich.
M. LAMOLE, *Idem*, à Arbas.

CANTON DE SALIES.

M. DURAN, chirurgien à Montespan.

CANTON DE SAINT-BÉAT.

M. DESTOUP, chirurgien à St.-Béat.

CANTON D'AURIGNAC.

M. DUCAUX aîné, à Cassagnabère.

CANTON DE L'ISLE-EN-DODON.

M. DUCAUX cadet, à Saint-Laurens.

CANTON DE BOULOGNE.

M. SOUBEILLE, chirurg. à Boulogne.
M. SEDEILHAN, *Id.*, à Escanecrabe.

CANTON DE MONTREJEAU.

M. POINTIS fils, chir. à Franquevielle.

CANTON DE SAINT-MARTORY.

M. SAVIGNAC, chirurgien à Auzas.

CANTON DE BAGNERES-DE-LUCHON.

M. SOULÉ, chirurgien à Bagnères.

ARRÊTÉ par nous Sous-préfet du 5.e arrondissement du département de la Haute-Garonne. A Saint-Gaudens, le 11 thermidor an 12.

Pour le Sous-préfet malade,

Le membre du Conseil d'arrondissement,
ESTREMÉ.

PRÉFECTURE DE LA HAUTE-GARONNE.
QUATRIÈME ARRONDISSEMENT.

LISTE
DES OFFICIERS DE SANTÉ
CORRESPONDANS DU COMITÉ DE VACCINE
DU IV.ᵉ ARRONDISSEMENT DU DÉPARTEMENT DE LA HAUTE-GARONNE,
ÉTABLI A MURET.

Du 12 Thermidor an 12.

CANTON DU FOUSSERET.
M. MARRE, médecin à Gratens.
M. LUXEUIL, chirurg. au Fousseret.
M. BAROU (Jean), chirurgien, *Idem*.
M. Le CURÉ du chef-lieu du Fousseret.

CANTON DE SAINT-LIS.
M. DARRÉ, médecin à Sainte-Foi.
M. PUJOL, chirurgien à Saint-Lis.
M. Le CURÉ de Saint-Lis.

CANTON D'AUTERRIVE.
M. PÉRÈS, médecin à Auterrive.
M. CASTERAS, chirurgien, *Idem*.
M. SEVERAC, chirurgien à Miremont.
M. Le CURÉ d'Auterrive.

CANTON DE RIEUX.
M. DUPAU, médecin à Rieux.
M. GAUBERT, chirurgien, *Idem*.
M. LAFAILLE, chirurgien, *Idem*.
M. PÉRÈS, chirurgien à Latrape.
M. Le CURÉ de Rieux.

CANTON DE RIEUMES.
M. DARRIEU, médecin au Pin.
M. DURBAN, chirurgien à Forgues.
M. FASEUILLES, chir. à Rieumes.
M. Le CURÉ de Rieumes.

CANTON DE CAZÈRES.
M. DUFAU, médecin à Cazères.
M. ABADIE, médecin à Martres.
M. VILLEMEUR, chirurg. à Mauran.
M. Le CURÉ de Cazères.

CANTON DE MONTESQUIEU.
M. GUICHOU, méd. à Montesquieu.
M. ROUX (B.ᵗᵉ), chir. à Montbrun.
M. ARMANTÉ, chir. à Montesquieu.
M. FAJET (J.ˢ-F.ˢ), chir. à Castagnac.
M. Le CURÉ de Montesquieu.

CANTON DE CINTEGABELLE.
M. CABANIES, chir. à Cintegabelle.
M. CAMPAGNAC, chirurgien, *Idem*.
M. Le CURÉ de Cintegabelle.

CANTON DE CARBONNE.
M. BENABEN, chirurg. à Carbonne.
M. MILHAT, chirurgien à Lafitte.
M. MEIGNÉ, chirurgien à Montaut.
M. ALIENS (Jean-Marie-Noel), chirurgien à Saint-Sulpice.
M. Le CURÉ de Carbonne.

CANTON DE MURET.
M. TRAVERSIES, chirurg. à Seisses.
M. DESCLAUX, *Idem*, à St.-Clar.
M. ARMAING, *Idem*, à Pinsaguel.
M. CUNQ, *Idem*, à Lagardelle.
M. Le CURÉ de Muret.

Certifié par nous Sous-préfet du 4.ᵉ arrondissement du département de la Haute-Garonne. A Muret, le 12 thermidor an 12.

THOMASSIN.

PRÉFECTURE DE LA HAUTE-GARONNE.
TROISIÈME ARRONDISSEMENT.

LISTE
DES OFFICIERS DE SANTÉ
CORRESPONDANS DU COMITÉ DE VACCINE
DU DÉPARTEMENT DE LA HAUTE-GARONNE,
ETABLI A VILLEFRANCHE.

Du 29 Brumaire an 13.

CANTON DE VILLEFRANCHE.
M. CARCASSÉS (Jean-André), à Villenouvelle.
M. GAILHARD (Jean), *idem.*

CANTON DE CARAMAN.
M. TARBE (Pierre), à Caraman.
M. VIOLLE, *idem.*

CANTON DE REVEL.
M. CALÈS (Jean), médecin à Revel.
M. LAFFONT (Baptiste), docteur en chirurgie, *idem.*

M. PECH (Antoine), médecin à Saint-Félix.
M. LATOUR, *idem.*

CANTON DE LANTA.
M. LAFFITE (Jean-Marie), à Lanta.
M. NOEL (Guillaume), *idem.*

CANTON DE MONTGISCARD.
M. THIL (Pascal), à Montgiscard.
M. MAJOREL (Louis-Antoine), à Basiége.
M. LAFFITE (J.ph), à Fourquevaux.

CANTON DE NAILLOUX.
M. ANGLADE (Grég.re), à Nailloux.

Certifié à la Sous-préfecture, à Villefranche, le 29 Brumaire an 13.

Pour le Sous-préfet absent,
Le Conseiller d'Arrondissement,
ARDÈNE, aîné.

1.re DIVISION.

BUREAU DE POLICE.

5.e SÉRIE.
N° 2597.

Rappeler en tête de la réponse la désignation du bureau et le n.°

VACCINE.

TOULOUSE, *le* 13 *Fructidor an* 12.

LE PRÉFET du Département de la Haute-Garonne,

A M.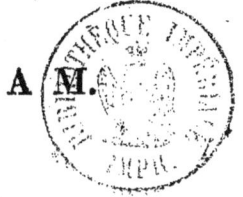

J'AI l'honneur de vous prévenir, Monsieur, que je vous ai nommé Membre du Comité de Vaccine du département de la Haute-Garonne.

Ce Comité, qui correspondra, au moyen de ceux que j'ai établis dans chaque Sous-préfecture, avec tout le département, sera à portée de propager cette utile découverte, d'en constater les résultats, & de prévenir les accidens qui pourraient être la suite d'une pratique vicieuse ou peu éclairée.

J'ai l'honneur de vous saluer.

ble de faire parvenir les renseignemens qu'on vous demande, vous pouvez mettre l'état des personnes vaccinées par vous, et celui des personnes que vous aurez traitées de la petite vérole, sous bande, à l'adresse du sous-préfet de votre arrondissement, en ajoutant les mots Comité de Vaccine. Ce paquet, que vous voudrez bien faire remettre au maire de votre commune, parviendra sans frais et sans retard au comité. Je compte, Monsieur, sur votre zèle.

J'ai l'honneur de vous saluer.

J. E. RICHARD.

DÉPARTEMENT DE LA HAUTE-GARONNE.

ARRONDISSEMENT COMMUNAL d

*ÉTAT des personnes vaccinées par M. ***

Commune d

Département

NUMÉROS.	DATE DU MOIS.	NOMS ET PRÉNOMS.	AGES.	DEMEURES.	OBSERVATIONS.
					* Ou le comité de

PRÉFECTURE DE LA HAUTE-GARONNE.

VACCINE.

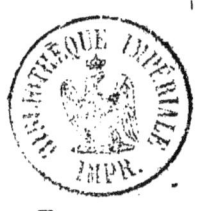

AVIS.

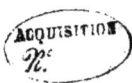

LA Société de Médecine à Toulouse a délibéré d'établir un Comité de Vaccine.

Ce Comité vaccinera gratuitement tous les *indigens* qui se présenteront, les *Lundi* de chaque semaine, à trois heures de l'après-midi, dans le lieu des séances de la Société, rue des Pénitens gris.

LE PRÉFET,

Considérant que la petite vérole fait des ravages considérables ; que l'expérience a démontré, surtout dans ce Département, l'efficacité de la Vaccine comme préservatif contre la petite vérole,

ARRÊTE :

L'avis ci-dessus sera imprimé, publié et affiché ; il sera adressé aux Curés et Desservans, aux Établissemens de Charité, aux Maîtres de Pensions et d'Écoles.

Les Maires sont chargés de l'exécution de cette mesure.

FAIT à Toulouse, à l'Hôtel de la Préfecture, le 4 Pluviôse, an 12 de la République.

Le Préfet,
J. E. RICHARD.

Par le Préfet :
Le Secrétaire général de la Préfecture,
P. F. DANTIGNY.

DÉPARTEMENT d

COMMUNE d

ÉTAT des individus ayant été attaqués de la petite vérole, an

TABLEAU N.º 3.

NUMÉROS.	DATE du mois.	NOMS ET PRÉNOMS.	ÂGES.	DEMEURES.	MORTS.	INDIVIDUS restés infirmes ou défigurés.	OBSERVATIONS.

TABLEAU
N.º 4.

MINISTÈRE
DE L'INTÉRIEUR.

BUREAU
des
SECOURS PUBLICS.

RELEVÉ GÉNÉRAL, par arrondissement de Sous-préfecture, du nombre de personnes ayant été attaquées de la petite vérole dans le Département d   depuis le   jusqu'à pareille époque de l'an

NOMBRE DES PERSONNES attaquées de la petite vérole.	NOMBRE DES MORTS de cette maladie.	NOMBRE DES INDIVIDUS qui sont restés infirmes ou défigurés.	OBSERVATIONS.

TABLEAU N.º 2.

MINISTÈRE DE L'INTÉRIEUR.

BUREAU des SECOURS PUBLICS.

RELEVÉ GÉNÉRAL, par arrondissement de Sous-préfecture, du nombre des personnes vaccinées dans le Département d   depuis le   jusqu'à pareille époque de l'an

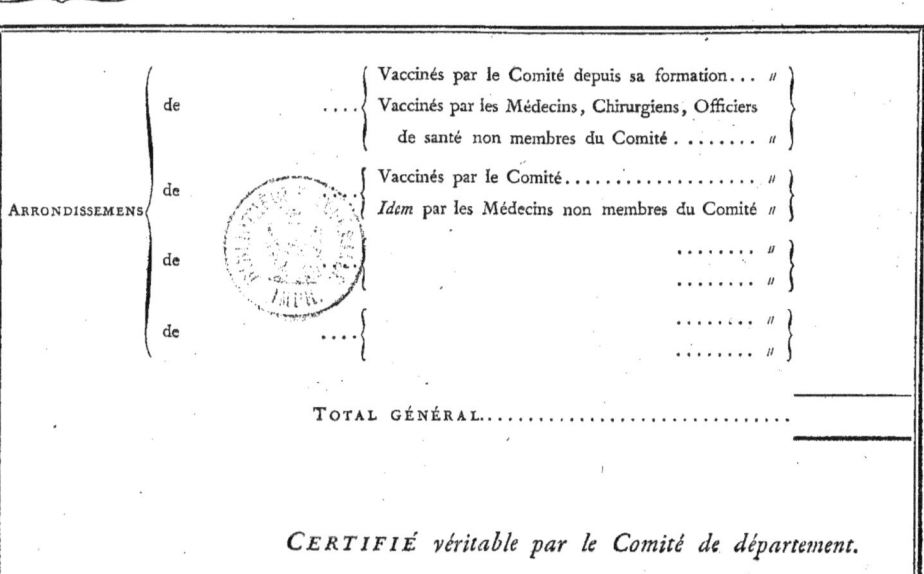

ARRONDISSEMENS
- de .... { Vaccinés par le Comité depuis sa formation... " } { Vaccinés par les Médecins, Chirurgiens, Officiers de santé non membres du Comité....... " }
- de   { Vaccinés par le Comité................ " } { Idem par les Médecins non membres du Comité " }
- de   { .... " } { .... " }
- de .... { .... " } { .... " }

TOTAL GÉNÉRAL.............................

CERTIFIÉ véritable par le Comité de département.

N.º 1.er

MINISTÈRE
DE L'INTÉRIEUR.

BUREAU
des
SECOURS PUBLICS.

ÉTAT des personnes vaccinées par le C.en *

Commune d

Département

NUMÉROS.	DATE DU MOIS.	NOMS ET PRÉNOMS.	ÂGES.	DEMEURES.	OBSERVATIONS.
					* Ou le Comité de

www.ingramcontent.com/pod-product-compliance
Lightning Source LLC
Chambersburg PA
CBHW070222200326
41520CB00018B/5741